AF322419

INSTRUCTIONS POPULAIRES

SUR LES

ACCIDENTS

Qui réclament

L'EMPLOI DE LA GLACE

Et sur les premiers soins à donner

AUX PERSONNES ATTEINTES DE CES ACCIDENTS

PAR

M. le Docteur E. SUZEAU

OFFICIER D'ACADÉMIE,
ANCIEN INTERNE LAURÉAT DES HOPITAUX DE NIMES ET DE MONTPELLIER,
MEMBRE CORRESPONDANT ET LAURÉAT DE L'ACADÉMIE
DES ARTS, SCIENCES ET BELLES-LETTRES
DE CLERMONT-FERRAND.
VICE-PRÉSIDENT DU CONSEIL D'HYGIÈNE DE L'ARRONDISSEMENT
DE THIERS
PRÉSIDENT DU CONSEIL D'ARRONDISSEMENT

Prix : 50 cent.

Au profit des Écoles Communales

THIERS

IMPRIMERIE BREVETÉE DE TREILLE DE GRANDSAIGNE

—

1885

INSTRUCTIONS POPULAIRES

SUR LES

ACCIDENTS

Qui réclament

L'EMPLOI DE LA GLACE

Et sur les premiers soins à donner

AUX PERSONNES ATTEINTES DE CES ACCIDENTS

PAR

M. le Docteur E. SUZEAU

OFFICIER D'ACADÉMIE,
ANCIEN INTERNE LAURÉAT DES HOPITAUX DE NIMES ET DE MONTPELLIER,
MEMBRE CORRESPONDANT ET LAURÉAT DE L'ACADÉMIE
DES ARTS, SCIENCES ET BELLES-LETTRES
DE CLERMONT-FERRAND.
VICE-PRÉSIDENT DU CONSEIL D'HYGIÈNE DE L'ARRONDISSEMENT
DE THIERS
PRÉSIDENT DU CONSEIL D'ARRONDISSEMENT

THIERS

IMPRIMERIE BREVETÉE DE TREILLE DE GRANDSAIGNE

1885

DÉDICACE

A MM. les Élèves des Écoles Communales

Mes Chers Amis,

C'est à vous que je dédie ces **Instructions Populaires.**

Si j'ai vulgarisé mes conseils sur les premiers soins à donner dans les accidents graves que je vous ai racontés, ce n'est point dans le but de faire de vous des demi-savants. J'ai eu des intentions plus pratiques, c'est de vous préserver du trouble et des émotions pénibles qui déconcertent les familles dont un membre est atteint des lésions dont je vous ai parlé; c'est de vous mettre à l'abri des pratiques absurdes et souvent dangereuses des empiriques. Les notions que je vous livre reposent sur les données d'une longue expérience, et sur les progrès les plus récents de la science médicale.

Et pour donner une idée nette de la distance qui sépare l'empirisme du vrai savoir, je suppose un jeune ouvrier qui fait son tour de France. Il voyage à pied et se trouve devant une forêt qui le sépare d'une grande ville où il se rend. A l'entrée de la forêt, il rencontre un pâtre auquel il demande la direction qu'il doit suivre. Le pâtre qui connaît la forêt, comme un sauvage, lui dit : A deux portées de fusil, vous rencontrerez un sapin creux. De là, vous arriverez en marchant devant vous à un vieux arbre couché à terre, puis vous marcherez quelque temps à votre gauche et vous ne tarderez pas à atteindre la lisière du bois, d'où vous appercevrez la ville où vous allez.

Après ces renseignements plus vagues les uns que les autres, le jeune ouvrier demeure inquiet, lorsqu'au bout de quelques minutes il aperçoit un instituteur accompagné de quelques élèves avec lesquels il vient d'herboriser. Le jeune piéton s'informe de nouveau et l'instituteur qui sait les moyens de s'orienter lui dit : Jeune homme, tous les sapins se ressemblent et ne vous en préoccupez pas ; mais regardez cette étoile qui commence à briller d'un vif éclat, marchez toujours, comme si vous alliez vers elle. Vous éviterez les fondrières et les sentiers dangereux. Vous ne perdrez pas de temps et vous arriverez dans une heure à la ville voisine.

Le jeune ouvrier réconforté par ce renseignement positif, part et après une heureuse traversée de la forêt il atteint la ville qui était le but de son voyage. Il n'avait pas hésité, parceque l'étoile que l'instituteur lui avait montrée était l'étoile de la science.

Si la compréhension de quelques mots vous échappe, demandez en l'explication à vos instituteurs qui tous ont compris mes conseils sur les premiers soins a donner dans les accidents que j'ai décrits. Ne laissez rien d'obscur dans votre intelligence, car tout ce que j'ai prescrit peut être facilement expliqué.

Vous aurez soin de raconter mes conseils à vos parents, et de cette façon, l'élève instruit sera dans sa famille le vulgarisateur de notions utiles, le destructeur des préjugés, le propagateur ardent de préceptes salutaires.

Puissent ces instructions populaires, rester entre vos mains comme un témoignage de ma sollicitude pour vous et devenir le point de départ d'une vigoureuse étape dans la voie de la civilisation !

Thiers, le 1ᵉʳ mars 1885.

Dʳ E. SUZEAU.

INSTRUCTRIONS POPULAIRES

Sur les Accidents qui réclament l'emploi de la Glace
Et sur les premiers Soins à donner aux personnes atteintes de ces Accidents

MESDAMES, MESSIEURS,

Nous vivons dans une ville éminemment industrielle où la fabrication d'un grand nombre d'instruments tranchants expose les ouvriers à des blessures souvent très-graves. Or le médecin qui est appelé peut être absent et le blessé a besoin de secours immédiats.

C'est pour vous aider à donner, en ces graves circonstances, des soins rationels, exempts de préjugés et basés sur une longue expérience que je me suis décidé à prendre parmi vous la parole et à vous démontrer toutes les ressources qu'on peut tirer de l'emploi de la glace, et de la situation qu'on doit donner aux parties lésées. Je réclame, pour traiter ce sujet, votre bienveillante attention dont je me propose de ne pas abuser.

J'entre immédiatement en matière. — Les faits que je vais relater sont pris dans une foule d'autres du même ordre. Je les ai choisis comme exemples des beaux effets qu'on peut retirer de l'action de la glace, laissant aux ouvrages spéciaux le soin de traiter à fond cet intéressant sujet.

C'était en février 1870, par une température de 5°, je suis appelé dans un hameau de la commune de St-Remy pour soigner un père de famille de 40 ans, atteint d'une plaie pénétrante de l'abdomen.

Voici comment le fait me fut raconté :

Cet homme était occupé à monter des couteaux. avec son fils âgé de 14 ans qui travaillait à sa droite sur le même établi. Ce jeune homme limait un couteau Catalan. à lame longue et acérée, dont la pointe était tournée du côté de son père. A 5 heures 1/2 du soir, le père donne un ordre à son fils. Celui-ci riposte et refuse d'obéir. Aussitôt le père se dispose à lui administrer un vigoureux soufflet. Le fils qui voit venir le coup, se baisse prestement sous l'établi et le père n'étant pas retenu par la résistance que la joue de son fils eut dû lui opposer, perd l'équilibre et s'enferre lui-même sur la lame fixée à l'étau de son fils. La blessure, déjà bien grave, est augmentée par le blessé qui, en se retirant, agrandit l'ouverture de la plaie pénétrante de l'abdomen.

Arrivé auprès de ce malheureux, à 9 heures du soir, j'examine la plaie, elle était située au milieu de la région hypocondriaque gauche, large de trois centimètres environ et les lèvres de la plaie étaient séparées par l'épiploon (vulgairement toile du ventre) formant un bourrelet proéminent. On avait recouvert la blessure d'un linge engraissé de saindoux.

L'aspect du blessé révélait une anxiété profonde. Sa face était blême, contractée et avant mon arrivée, il avait déjà eu trois vomissements de matières glaireuses et bilieuses. Le pouls était dur et concentré.

Craignant le développement d'une péritonite, dont certains symptômes annonçaient l'invasion prochaine, je fais boire au blessé un peu d'eau sucrée frappée de glace et j'applique moi-même sur la plaie une vessie de porc remplie aux 3/4 de glace pilée.

Je passe la nuit dans ce hameau pour surveiller l'emploi de la médication. Les vomissements disparaissent et vers le matin le blessé se livre à un sommeil paisible.

Je fais continuer l'emploi local de la glace, jusqu'au moment où le blessé se plaint d'une sensation de froid. Alors des compresses, imbibées d'une décoction tiède de feuilles de belladone, remplacent la vessie de glace. Les fonctions du tube digestif se rétablissent peu à peu, la tumeur épiploïque disparaît, et le blessé, huit jours après l'accident, entre en pleine convalescence et peut reprendre son travail.

J'arrive au deuxième fait:

En 1872, pendant les chaleurs de la fin du mois de juillet, je suis appelé auprès d'un fabricant de fausse écaille, atteint de coliques violentes. Vers les trois heures du soir. je le trouve dans son lit pelotonné sur lui-même. gémissant à chaque inspiration et de temps en temps, interrompant ses sanglots par des nausées très-douloureuses.

Voici ce qu'on me raconte sur les causes de cet état morbide :

Pendant toute la matinée, le nommé X avait remué des manches de cornes dans une bachole contenant de l'eau et de l'acide nitrique. Avant midi il rentre cette bachole dans sa boutique, se sent pris tout à coup d'une vive douleur à la région inguinale gauche. Il pousse un cri, se pelotonne à terre et l'on est obligé de le porter dans son lit. Pendant 3 heures, il se livre à de vaines tentatives pour réduire la tumeur herniaire et se passer d'un médecin. Convaincu de son impuissance, il réclame mes services et je constate un cas d'étranglement herniaire fort grave. Comme la tumeur déjà malaxée est rouge et d'une sensibilité extrême, j'estime que l'application de la glace est la ressource suprême, et j'envoie sur le champ un parent du malade auprès des maîtres de café de cette ville. En attendant, je fais placer le sieur X sur un plan incliné. la tête en bas, et je pose sur la tumeur une compresse imbibée d'eau vinaigrée très-froide.

Le commissionnaire de retour, m'apprend que la glace est épuisée. Songeant alors à M. Patrognet, jeune homme du plus grand mérite, fondé de pouvoir à la recette des finances de Thiers. qui cultivait avec un égal succès, la science et les belles-lettres, j'envoie le même commissionnaire pour le prier de lui délivrer une carafe de glace, M. Patrognet, qu'on trouve à son bureau, quitte immédiatement ses colonnes de chiffres. court à son cabinet de physique et m'envoie au bout d'un 1/4 d'heure la glace que je lui avais demandée. Muni de cet agent précieux, je rassure la famille éplorée, je pose une vessie de porc à moitié pleine de glace, je fais boire au malade une cuillerée à café d'eau sucrée frappée de glace, et je sors pour aller visiter un de mes clients logé dans le même quartier, promettant de revenir en peu de temps. Je rentre auprès du malade au bout d'une demi-heure. Je suis frappé du changement qui s'est opéré dans sa physionomie, l'anxiété a disparu, la tumeur herniaire, froide, pâle, réduite de volume, cède facilement à une douce pression de mes mains et rentre dans l'abdomen avec le gargouillement caractéristique d'une réduction de bon aloi. Deux jours après le nommé X.., muni d'un bon appareil herniaire, était sur pied et avait repris son travail.

Maintenant, Mesdames et Messieurs, permettez-moi d'appeler toute votre attention sur les conseils que vous devez suivre dans les cas analogues à ceux que je viens de vous exposer. Je vous parlerai d'abord de la situation qu'on doit donner à la personne atteinte d'une plaie pénétrante de l'abdomen. Il faut immédiatement après l'accident, mettre le blessé à l'abri, dans le local le plus voisin du lieu où ce malheur est arrivé. Le transporter au loin, même avec les précautions les plus délicates, ce serait augmenter les chances de mort en livrant les organes lésés à des oscillations toujours dangereuses en pareil cas.

Je me souviens avoir été appelé dans l'usine Farge, aujourd'hui occupée par M. Lacroix-Marry, pour un jeune homme de 18 ans qui, étant au polissoir, avait été frappé par une lame pointue, au-dessous de l'ombilic. Avant mon arrivée, on avait porté ce blessé dans un local situé près du polissoir et on se disposait à le placer sur un brancard pour le transporter à l'hospice. Lorsque je vins auprès de lui, dès que j'eus constaté la gravité de cette plaie pénétrante, je m'opposai énergiquement au déplacement du blessé. Quoique le lieu ou il se trouvait fut peu commode pour le servir, je le fis placer sur un matelas, les jambes demie fléchies sur les cuisses, et moyennant la glace posée sur la plaie et prise à l'intérieur, j'obtins en peu de jours la cure de cette grave lésion.

Si je m'opposai au transport du blessé à l'hospice de la ville, ce n'était point pour obéir à une injuste prévention ; car je ne connais pas de ville où des soins plus empressés soient donnés aux blessés, et où les conditions hygiéniques soient plus favorables à leur rétablissement ; mais je redoutais le ballottement des organes lésés, la production d'hémorragie grave et les émotions pénibles que ne manque pas de produire cette nouvelle installation. Je vous recommande donc, avec la plus grande insistance, de suivre ce conseil : pas de déplacement du blessé, installation près du lieu où est survenu l'accident, repos du corps et de l'esprit, éloignement des curieux, demi flexion des jambes sur les cuisses, pour éviter le tiraillement des lèvres de la plaie sur laquelle on appliquera immédiatement une compresse d'eau froide vinaigrée . Voilà les premiers soins que je vous recommande, jusqu'à l'arrivée de la glace et du docteur.

La *situation* que je viens d'établir pour les plaies pénétrantes de l'abdomen est d'une nécessité impérieuse pour l'étranglement herniaire ; seulement elle ne doit pas être la même. Il faut que le sujet atteint de ce redoutable accident qui peut conduire à la gangrène dans l'espace de 12 heures, soit couché sur le dos, sur un plan incliné, garni d'un matelas, de manière que la tête soit en bas, reposant sur un coussin, et les jambes en haut, tenues dans la demi flexion par deux hommes. Ceci fait, on appliquera immédiatement sur la tumeur herniaire une compresse d'eau froide vinaigrée, en attendant que la glace arrive. Ces soins préliminaires constituent la partie la plus importante du traitement et m'ont permis dans une vingtaine de cas très graves, d'arriver promptement à la réduction, sans opération sanglante. Il n'est personne qui n'en comprenne tous les avantages. Dès que le malade est dans cette position, le paquet intestinal se porte vers le diaphragme, cesse de presser sur l'anneau de sortie, la tumeur se dégorge et n'est plus sujette à l'afflux du sang. Elle commence à se réduire de volume, sous l'influence de la compresse froide vinaigrée ; et dès que la vessie contenant la glace, est placée sur cette tumeur, elle devient pâle, froide, indolente et rentre dans l'abdomen sous une douce pression des mains du docteur qu'on a pu attendre sans aucun danger. Ainsi cette méthode a le double avantage de ne point effrayer les malades, et d'arriver à la réduction de la hernie, sans le secours d'une opération sanglante qui est toujours grave et laisse à sa suite des chances plus grandes d'étranglements nouveaux, puisque l'ouverture aponévrotique a été notablement agrandie.

Je passe à la position des membres atteints de plaie plus ou moins profondes, simples ou compliquées d'hémorragie.

Le 15 juin 1873, je suis appelé dans le dispensaire des dames de Nevers, pour donner des soins à un pauvre émouleur qui, dans la soirée a éprouvé, au polissoir, une blessure des plus graves. Cet ouvrier était occupé à polir la mitre d'un couteau fermant, quand tout-à-coup la lame faisant, en un point, obstacle au mouvement du polissoir, se courbe avec force dans la paume de la main qu'elle traverse jusqu'aux os. Tous les éléments de cette région sont coupés et lacérés, muscles, tendons, nerfs et vaisseaux et l'arcade palmaire, l'argement ouverte, laisse jaillir le sang artériel par un mouvement intermittent.

Arrivé auprès de ce malheureux, deux heures après l'accident, je le trouve presque défaillant, tant la perte de sang avait été abondante. Aussitôt, je tamponne la région blessée avec un gâteau de charpie imbibé de perchlorure de fer, mêlé à l'eau en parties égales, je comprime la plaie avec une bande roulée et j'ordonne au blessé de tenir la main sur le sommet de sa tête, jusqu'au pansement suivant, je vois alors l'hémorragie s'arrêter, et cet ouvrier un peu restauré par une boisson tonique, peut regagner son logis, en ayant soin de ne pas abandonner la position prescrite. Je recommande aux parents du blessé, de le surveiller pendant la nuit, afin que la main blessée soit toujours recouverte d'une compresse imbibée d'eau froide et que l'extrémité des doigts de la main lésée repose toujours sur le sommet de la tête.

Le lendemain, je visite le blessé à 8 heures du matin et j'ai la satisfaction de voir que le traitement employé a parfaitement réussi et qu'il ne m'a fallu recourir à aucune opération chirurgicale pour arrêter le sang.

Ici, Mesdames et Messieurs, permettez-moi de faire une petite halte pour déraciner un préjugé qu'on retrouve chez la plupart des artisans. Dès qu'une lésion existe, on pense généralement que le médecin ne demande qu'à instrumenter et que les cris des patients sont une douce musique à ses oreilles. Désabusez-vous de cette erreur qui vous inspire une grande répulsion pour l'homme de l'art, le plus apte à vous rendre service. Le médecin, vraiment digne de ce nom, jouit d'une sensibilité exquise. Il éprouve une grande pitié pour toutes les misères de ses semblables, et si appelé près d'un être souffrant, il est obligé d'employer pour lui sauver la vie, des moyens douloureux, c'est toujours à contre cœur qu'il se décide à agir. Voyez, pour vous édifier sur ce point, les étapes les plus saillantes de la chirurgie militaire. Au XVI siècle, pendant les guerres civiles qui tourmentaient la France, on cautérise avec le fer rouge, les moignons sanglants, afin d'arrêter les hémorragies. Alors un grand homme parait, c'est Ambroise Paré, que son siécle décora du nom de *restaurateur de la chirurgie*, et l'habitude de brûler les chairs palpitantes est remplacée par la ligature des artères, méthode plus sûre et plus humaine. Ce n'est pas tout, le malheureux qu'on devait amputer, poussait des cris à fendre le cœur, pendant qu'il était sous l'action du couteau et de la scie. Que fait alors le génie chirurgical ? Il veille pour effacer cette grande douleur et la découverte des anesthésiques est une des gloires de la première moitié du XIXᵉ siècle. Désormais la sensibilité du chirurgien n'a plus à soutenir un assaut violent contre les tourments de l'opéré et chaque jour voit éclore un agent nouveau qui fait taire la douleur et efface quelques inconvénients dus à ceux qui l'ont précédé.

Dans le cas qui précède, que voyez-vous ? Un nouveau et très-grand progrés accompli, pour arrêter le sang artériel qui ne cesse de s'échapper des artères béantes de l'arcade palmaire, je ne me sers d'aucun instrument, pour pratiquer la ligature de l'artère humérale, je ne cause pas la moindre douleur au blessé. Point de feu, point de ligature, pas de torsions des artères, rien qui puisse arracher le moindre cri de souffrance. C'est un pansement au perchlorure de fer liquide qui a la propriété de coaguler le sang et la position de la main sur le sommet de la tète, continuée toute la nuit et surveillée par une personne qui tient sans cesse la main humectée d'eau froide.

Ces moyens si simples en apparence, si rationnels, si énergiques en réalité, suffisent pour parer à tous les accidents, favoriser la formation des caillots obsturateurs, et conduire le blessé à une guérison complète au bout de deux semaines.

Cette méthode de traitement que j'ai employé avec le plus grand succés pour la main atteinte d'une blessure des plus graves, je la recommande pour les plaies des membres inférieurs, qu'on élévera sur un plan incliné

ascendant, et qu'on refroidira avec l'eau froide vinaigrée jusqu'à l'arrivée
de la glace et du médecin. Le succès ne saurait être douteux car les lois de
la nature bien étudiées et bien appliquées ne sauraient donner lieu à aucune
déception.

Mesdames et Messieurs, j'ai à réclamer de vous quelques moments d'attention, pour vous parler de deux maladies terribles dont les attaques né-
cessitent les plus grands soins, je veux parler de l'apoplexie et de l'épi-
lepsie. Les parents ou les étrangers, témoins d'une attaque d'apoplexie
voient le sujet tomber sur le sol, sans connaissance. Ils doivent alors le
relever, relacher tous les liens qui pourraient gêner la circulation, poser
le patient sur son lit et le maintenir assis, la tête haute. Des compresses
d'eau froide vinaigrée seront maintenues sur le crane et d'autres compresses
d'eau très chaudes appliquées sur les jambes. On se procurera de la glace
qu'on maintiendra sur la tête, et l'on attendra le médecin qui devra juger
des moyens que chaque cas comporte. Si l'apoplexie est incomplète, on
aura ainsi beaucoup de chances, pour borner les paralysies qui surviennent
et l'on pourra même, dans certains cas, faciliter le retour du patient à son
état normal.

Je préconise les mêmes soins pour les malheureux épileptiques dont on
s'éloigne ordinairement comme des pestiférés, et les premiers soins donnés
au sujet, après la période de convulsions, hâteront le retour de la mémoire
et des autres facultés. Et, à ce propos, je vous dirai que rien ne peut pré-
venir cette affreuse maladie d'une manière plus efficace que la gymnastique associée à l'hydrothérapie. Réjouissez-vous donc de vivre dans une
époque où l'enseignement de la gymnastique est devenu obligatoire, en songeant que la jeune génération sera mise à l'abri des maladies nerveuses qui
faisaient avant ce jour tant de ravages dans la société contemporaine et
n'oubliez jamais que la gymnastique moralise et fortifie la jeunesse.

Je termine par un vœu, c'est de voir l'appareil à faire la glace installé dans l'officine de nos pharmaciens, dont le dévouement aux soins des misères humaines est bien connu, ainsi que dans l'hospice de Thiers où les blessés jouissent de conditions hygiéniques de premier ordre et sont l'objet de soins si attentifs et si empressés.

Mesdames et Messieurs, je tiens à vous remercier de la bienveillante attention que vous avez bien voulu accorder à mes paroles. C'est pour moi un véritable encouragement.

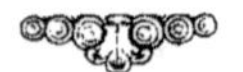

THIERS, IMPRIMERIE T. DE GRANDSAIGNE

83

TRAVAUX SCIENTIFIQUES DU MÊME AUTEUR

1° **Essai sur les fistules vésico et recto-vaginales** qui font suite aux accouchements laborieux. Indication d'une nouvelle méthode curative. Montpellier 1844.

2° **Quelques considérations sur le traitement de l'hydrocèle vaginale** (Bulletin de thérapeutique.) Paris 1846.

3° **De la ville de Thiers** envisagée sous le rapport médical et industriel. (Cuissac imprimeur en 1846.) Mémoire adressé au corps municipal de cette ville.

4° **De l'importance du type** dans le traitement des maladies aiguës. (Bulletin thérapeutique. Paris 1847.)

5° **Mémoire sur le traitement du pied-bot** par la ténotomie sous-cutanée, aidée d'appareils simples et méthodiques. (Clermont, Thibaud-Landriot, 1849.)

6° **Un mot sur le traitement des fractures du maxillaire inférieur.** (Bulletin de thérapeutique. Paris 1850.

7° **Mémoire sur un nouveau mode de traitement des kystes ovariques** adressé à l'académie de médecine de Paris 1857.

8° **Mémoire sur la rétention du placenta** adressé à la Société médicale de Clermont-Ferrand, 1866.

9° **Mémoire sur la variole et la vaccine** lue à la Société médicale de Clermont-Ferrand, 1863.

10° **Mémoire sur le traitement de la hernie abdominale étranglée et de l'anus contre nature** lu a la Société médicale de Clermont-Ferrand, 1870.

11° **Mémoire sur le traitement de la cataracte** lu à la Société médicale de Clermont-Ferrand, 1871.

12° **Mémoire sur l'assistance médicale publique** lu à la Société médicale de Clermont-Ferrand, 1872.

13° **De quelques applications de la glace en médecine et en chirurgie.** Conférence faite à la Société d'études de la ville de Thiers, avril 1873.

14° **Mémoire sur la prostitution dans la ville de Thiers** lu au Conseil d'hygiène et de salubrité publique de cette ville, 1873.